AF457690

Dr E. VIDAL

Médecin honoraire des Hôpitaux de Lyon
Correspondant national de l'Académie de Médecine

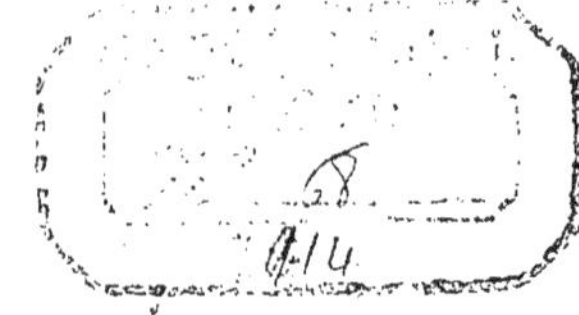

L'Action de l'Héliothérapie

DANS LE

Traitement des Tuberculoses cutanées

RAPPORT

présenté au Congrès de l'Association Internationale de Thalassothérapie de Cannes (1914)

PARIS
EDITIONS DE LA "GAZETTE DES EAUX"
3, Rue Humboldt, 3

1914

Dr E. VIDAL

Médecin honoraire des Hôpitaux de Lyon
Correspondant national de l'Académie de Médecine

L'Action de l'Héliothérapie

DANS LE

Traitement des Tuberculoses cutanées

RAPPORT

présenté au Congrès de l'Association Internationale de Thalassothérapie de Cannes (1914)

PARIS
EDITIONS DE LA "GAZETTE DES EAUX"
3, Rue Humboldt, 3
—
1914

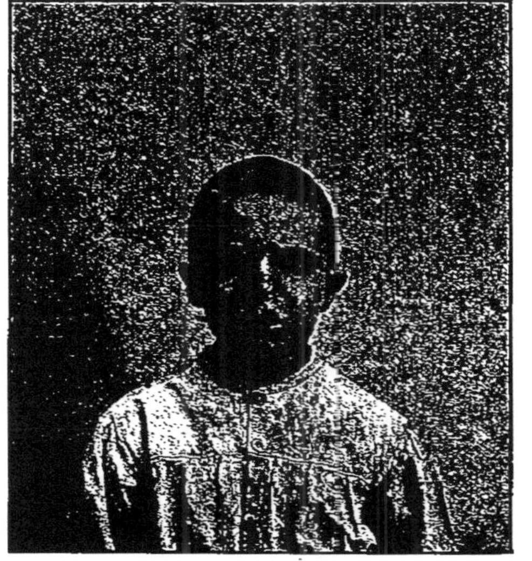

Fig. 1. — *Enfant A*

Lupus s'étendant sur le nez, sur les deux joues et montant même assez haut pour menacer l'œil droit. L'enfant qui en était atteint est reparti guéri, après quelques mois de traitement par l'héliothérapie dans l'Hôpital Renée-Sabran.

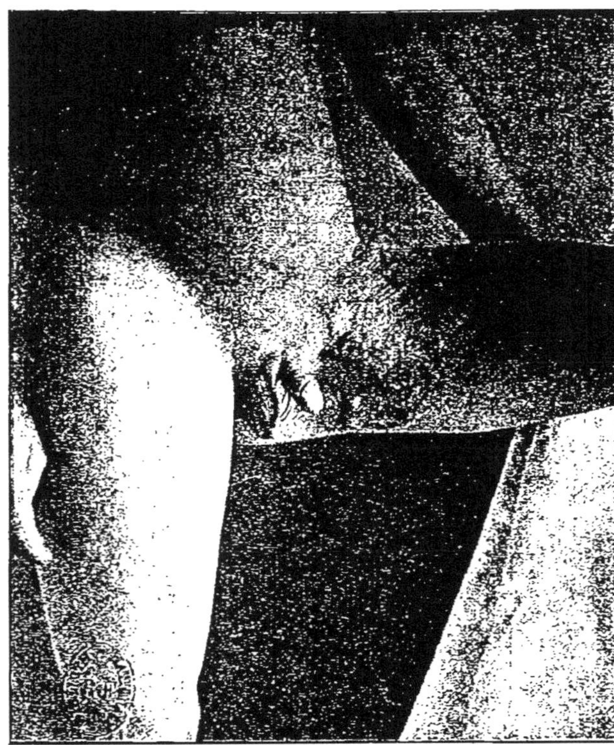

Fig. 2. — *Enfant B*

Large lupus de la partie supérieure et interne de la cuisse gauche.

Cette photographie, prise vers la fin du traitement, montre assez clairement des bourrelets tuberculeux, en très bonne voie de guérison, qui sont situés sur les bords des parties déjà cicatrisées.

Ce cas de guérison a été considéré par nous comme fort intéressant, à cause de la difficulté que nous avons dû surmonter, pour bien exposer aux rayons directs du soleil des parties très mal situées pour recevoir ce genre de traitement. Bien que retardée pour cette cause, la complète guérison de ce malade a pu être obtenue.

Rapport sur l'Action de l'Héliothérapie dans le Traitement des Tuberculoses cutanées

Par M. le Dr E. VIDAL

Médecin honoraire des Hôpitaux de Lyon
Correspondant national de l'Académie de Médecine

C'est bien certainement en considération des titres qui nous ont été créés par des expériences déjà fort anciennes, que les promoteurs de ce Congrès nous ont demandé de traiter devant vous la question de l'action directe des rayons solaires dans le traitement des tuberculoses cutanées. C'est en effet à Hyères, dans le bel hôpital fondé par notre éminent ami, M. Hermann SABRAN, Président du Conseil général d'Administration des hospices civils de la ville de Lyon, que nous avons fait nos premières expériences sur l'héliothérapie ; c'est dans cet établissement modèle, édifié sur le versant méridional de la presqu'île de Giens, qui s'avance en pleine mer, comme pour relier la doyenne de nos Stations hivernales à sa gracieuse ceinture des *Iscles d'or*, que vers la fin du siècle dernier, nous avons soumis à ce nouveau traitement un pauvre petit garçon qui était atteint à la fois, d'un lupus profondément ulcéré de la joue gauche, de la face dorsale de la main et du cou de pied du même côté, ainsi que d'une arthrite tibio-tarsienne gauche. Il nous paraît donc logique de vous exposer avant toute autre chose, quelles sont les circonstances qui nous ont suggéré l'idée d'employer un moyen peu connu et dans les cas peu utilisé jusque-là, pour combattre cette maladie, ainsi que certaines autres manifestations de la tuberculose, dans l'espèce humaine.

Bien loin de nous est l'intention de revendiquer d'une manière générale, une priorité qui est peut-être incertaine, mais nous tenons à bien établir que si l'on peut dans cette circonstance évoquer le vieux proverbe, qu'il n'y a rien de nouveau sous le soleil, on doit au moins nous rendre cette justice, que nous avons été l'un des premiers à nous servir de sa lumière radiante pour soulager les malades qui nous étaient confiés par l'Administration de l'hospice de la Charité de Lyon.

Nous avons donc, ainsi que nous le prouverons plus loin, commencé à lutter contre les tuberculoses cutanées, ou autres, au moyen de l'héliothérapie, sans que cela nous ait été demandé par qui que ce soit, et surtout par PONCET. Avec tous nos collègues, nous regrettons profondément la perte que la Science a faite en la personne de ce savant maître de l'Ecole Lyonnaise, mais nous affirmons que nous n'avons jamais reçu de lui la moindre communication officieuse au sujet de l'héliothérapie, que d'un autre côté nous ne pouvions avoir avec lui aucune relation de service, puisque l'hôpital Renée-Sabran dépend exclusivement de l'hospice de la Charité de Lyon et qu'enfin PONCET n'a commencé à publier ses remarquables travaux sur les arthrites tuberculeuses que fort longtemps après les débuts de nos expériences sur l'exposition directe aux rayons du soleil, de diverses manifestations de la tuberculose dans l'espèce humaine. PONCET n'a même fait mention de l'héliothérapie, ni dans le premier mémoire qu'il a présenté à l'Académie de médecine, en 1902, sur le rhumatisme abarticulaire, ni dans ceux qui l'ont suivi.

Le seul encouragement que nous ayons jamais reçu pour persévérer dans cette voie nouvelle, nous fut incidemment donnée par ARLOING, qui était venu à Giens pour faire une enquête officieuse sur la qualité des eaux que l'on y consommait. Ce si aimable et non moins remarquable professeur, dont la perte prématurée fut si vivement ressentie par le monde savant, voulut bien s'intéresser à nos expériences et nous donner le bon conseil de les continuer à l'occasion.

L'idée première de faire de l'héliothérapie ne nous a donc été suggérée par personne et, s'il en avait été autrement nous nous ferions un devoir de le proclamer devant le Congrès.

Nous reconnaissons néanmoins, bien volontiers, que PONCET a très largement contribué par son enseignement à la diffusion de l'héliothérapie, ainsi que cela est démontré par la thèse du docteur MILLOZ, en 1899, et par les cures hélio-marines que notre excellent confrère, le docteur RÉVILLET, de Cannes, a fait suivre à certains de ces malades, à une époque où ce traitement n'était pas encore appliqué par le public médical.

Mais, si nous avons employé spontanément et il y a déjà fort longtemps, la lumière solaire pour combattre certaines maladies rebelles aux traitements ordinaires, d'autres bien avant nous avaient déjà signalé ce puissant moyen d'intervention à l'attention des intéressés. Il est juste, en effet, de rappeler ici que sans remonter plus haut, les bains de soleil étaient habituellement employés comme réconfortants généraux par les Grecs et par les Romains. Cela résulte d'une manière incontestable, des patientes recherches de M. le Dr RIVIER, qui a publié leurs résultats dans le numéro de la *Presse Médicale* du 15 février 1913 et dont nous reproduirons avec plaisir un extrait à la fin de ce rapport.

L'invasion des barbares fit tomber dans un profond oubli l'emploi bienfaisant des rayons du soleil pour lutter contre les défaillances de l'organisme et il faut arriver aux XVIIIe et XIXme siècles, ainsi que l'a fort bien démontré M. le Dr JAUBERT, dans le numéro 12 du T. CXX du *Lyon médical*, pour le trouver de nouveau conseillé par :

En 1774 par Faure ;

En 1799 par Bertrand (influence de la lumière sur les corps organisés). (Thèse, Paris 1799) ;

En 1815 par Cauvin ;

En 1819 par Girard ;

En 1820 et 1828 par Lachaisse et Hauterive ;

En 1846 par Bonnet, de Lyon ;

En 1850, ouvrage de Turck. (Cure solaire) ;

En 1855, Fondation de l'Etablissement de Rickli-héliothérapie. (Empirique-Allemagne) ;

Et en 1856 par Jules Cloquet.

Pendant cette longue période, les partisans de l'héliothérapie ne furent point, on le voit, très nombreux, mais ils s'efforcèrent de répandre l'idée de son emploi dans les milieux scientifiques. Bien qu'elle fut excellente et qu'elle fut tombée dans un bon terrain, leur semence subit de longs retards avant de germer ; on pouvait même la croire perdue, quand elle s'est mise tout dernièrement à pousser avec tant de vigueur, qu'elle paraît devoir réparer très rapidement le temps perdu. On en trouve la preuve dans le grand nombre des travaux qui ont été publiés sur cette question pendant ces dernières années. Nous en avons dressé une liste que nous avons cru devoir présenter par ordre chronologique, afin de permettre à nos confrères de suivre plus sûrement la marche de l'idée première et de faciliter leurs recherches ultérieures ; ils trouveront, du reste, une liste par ordre alphabétique de ces publications dans l'excellent travail de M. le Dr Révillet sur le traitement de la tuberculose infantile. (Cannes, imprimerie Robaudy.)

Voici donc la nôtre que nous avons établie aussi complète que possible, dans la limite des moyens dont nous pouvions disposer :

1888 Vidal d'Hyères. — Les climats d'Hyères et le sanatorium Renée-Sabran. (Hyères, impr. Souchon 1888.)

1889 Pansini. — Action de la lumière sur les micro-organismes. (*Revista d'hygiène.*)

1890 Duclaux. — Action de la lumière sur les microbes. (*Annales de l'Institut Pasteur.*)

1899 Milloz. — De l'héliothérapie locale comme traitement des tuberculoses articulaires. (Thèse de Lyon.)

1900 Perdu. — Guérison d'une tumeur blanche suppurée du genou, à marche rapide, par les bains de soleil. (St-Etienne, 1900.)

1900 Tommasi. — I sanatori por bambilosi tubercuoni. (*Siéroteropia*, Roma 1900.)

1902 Cavé et Ménard, de Berck. — Communications au Congrès international de physiothérapie de Berlin. (*Gazette des hôpitaux*, *1913*, p. 661 et 697.)

1902 Orticoni. — De l'héliothérapie locale comme traitement de la tuberculose articulaire. (Thèse de Lyon.)

1902 Guiol. — La lutte contre la tuberculose et les Sanatorium d'Hyères. (Thèse Montpellier 1902.)

1903 Malgat. — Cure solaire de la tuberculose pulmonaire. (*Bulletin de la Société médicale* de Nice, 1903.)

1904 Malgat. — Cure solaire de la tuberculose pulmonaire chronique. (Volume Congrès de Nice 1904, p. 449.)

1904 Malgat. — Mémoire manuscrit sur la cure solaire, id. (*Bulletin Académie de médecine*, n° 32, p. 222.)

1904 Vidal d'Hyères. — Influence du climat méditerranéen sur la tuberculose. (Vol. Congrès de Nice, p.650.)

1904 Manquat. — L'adaptation en climatothérapie. (Congrès de Nice 1904.)

1904 Gilli. — La cure solaire pratique en phtisiothérapie. (Vol. Congrès Nice, p. 455.)

1904 Montenis. — Les bains d'air, de lumière et de soleil, dans le traitement des maladies chroniques. (Paris, Baillière.)

1904 Bernhard......

1904 Mouriguand. — Rhumatisme tuberculeux infantile et la pathologie infantile. (Bruxelles 1904.)

1904 Révillet (de Cannes). — Effets curatifs du climat méditerranéen et de l'héliothérapie locale. (Congrès de Nice, 1904.)

1904 Révillet. — Traitement de l'adénopathie bronchique, par le climat marin, les bains de mer et le soleil. (*Lyon Médical*, 1904.)

1904 Révillet. — La cure hélio-marine de l'adénopathie trachéo-bronchique. (*Clinique infantile*, p. 904.)

1905 Révillet. — Traitement des lupus tuberculeux. Congrès international de la tuberculose de Paris. (T. I. P. 684).

1905 Vidal d'Hyères. — Observations et photographies de l'action de l'héliothérapie contre lupus tuberculeux. Congrès int. de Paris.

1905 Reboul, de Nîmes. — Héliothérapie des affections chirurgicales tuberculeuses. Congrès int. de Paris, (T. II. P. 139.)

1905 Rollier, de Leyssin. — Du traitement de la tuberculose chirurgicale à l'altitude Congrès int. de Paris. (T. II. P. 134.)

1906 O. Marquez. — Allocution au Syndicat médical d'Hyères, (Hyères, 6 avril 1906.)

1906 Révillet, de Cannes. — Traitement du lupus tuberculeux et des scrofules tuberculeuses par l'héliothérapie, (exposition directe aux rayons solaires non modifiés. Congrès de la tuberculose 1906.)

1907 Chiais. — La cure directe solaire. (Congrès de climatologie de Nice.)

1907 Wiesner. — Die Virkun des sonnenlichtes auf hathogenen bacterien. (*Arch. fur hygiène*, 1907.)

1907 Lesieur et Legrand. — Action directe de la lumière sur les bactéries. (*Revue médicale*, 1907.)

1907 Rollier. — De la cure solaire de la tuberculose chirurgicale. (Congrès de physiothérapie, Rome 1907.)

1909 Roux. — De l'héliothérapie dans les tuberculoses locales. (Congrès et climatologie de Nice 1909.)

1909 Sersiron. — Le bain de soleil. (*La Clinique* 1909.)

1910 Badin. — Traitement des exsudats inflammatoires et de la tuberculose osseuse par l'insolation. (*La Clinique*, avril 1910.)

1910 Rollier. — Recherches scientifiques et nouveaux résultats cliniques de la cure solaire de la tuberculose chirurgicale. (Congrès de physiothérapie, Paris 1910.)

1910 Gontier de la Roche. — Héliothérapie de la tuberculose laryngée. (Société de médecine du Var, juin 1910,)

1910 Jaubert. — De l'héliothérapie dans le traitement des plaies cutanées et en particulier de l'ulcère variqueux. (*Lyon Médical*, 1910.)

1910 Révillet. — Traitement de la tuberculose infantile à Cannes, par les cures marine et solaire. (*Revue médicale de Cannes*, 1910.)

1910 Révillet. — Le traitement de la tuberculose infantile sur le littoral méditerranéen, par les cures marine et solaire. (Communication à l'Académie de médecine, 1910.)

1911 Jaubert. — La cure hélio-marine des adénites cervicales. (*Revue des Agents physiques*. 1911.)

1911 Révillet. — Le traitement du myxœdème sur le littoral méditerranéen par la cure hélio-marine. (XIIe Congrès français de médecine, Lyon 1911.)

1911 Rivier. — La cure hélio-marine et méditerranéenne. (Thèse Lyon, novembre 1911.)

1912 Jaubert et Rivier. — La cure hélio-marine dans les osthéo-arthrites multiples, d'origine tuberculeuse. (*Gazette des Eaux*, 1912.)

1912 Jaubert et Rivier. — La nécessité de l'immobilisation dans le traitement héliothérapique des osthéo-arthrites tuberculeuses. (Concours médical 1912.)

1913 Vignard et Jouffroy. — Technique générale et spéciale de l'héliothérapie. (*Avenir Médical*, 8 novem. 1913.)

1913 Ayme. — De l'héliothérapie. (Montpellier 1913.)

1914 Baradat. — Héliothérapie en France, la côte d'Azur et le Mont-Blanc. (Clermont-Oise, imprimerie Daix et Thiron.)

Voir à la fin de ce rapport la très intéressante notice de notre collaborateur et distingué confrère M. le Dr Rivier, sur les usages que les civilisations antérieure à la nôtre, ont pu faire des rayons du soleil.

Ainsi qu'on peut le constater, cette liste est plus complète que celles qui l'ont précédée. On s'étonnera, peut-être, d'y trouver placée en vedette, la brochure que nous avons publiée en 1888, sous le titre de : *les climats de Hyères et le Sanatorium Renée-Sabran*, brochure qui fut l'objet, en 1889, d'une citation honorable dans le magistral rapport de M. le professeur Bouchard, sur les prix Monthyon à délivrer par l'Académie des Sciences. Nous n'y prononcions pas, il est vrai, le mot d'héliothérapie, mais à deux reprises différentes, p. 94 et p. 97 ; nous y relations que la chaleur et la lumière dont notre climat avait l'heureux privilège, devaient nous aider à guérir nos malades traités par la thalassothérapie.

Malgré les lacunes que contient inévitablement cette nomenclature des travaux déjà publiés sur l'héliothérapie, on admettra que nous avons cherché à rendre à chacun la justice qui lui est due. En agissant autrement, nous aurions risqué d'oublier certains documents très importants et de laisser persister de regrettables lacunes dans cette bibliographie qui doit jouer un rôle considérable dans l'histoire contemporaine de la marche de l'héliothérapie. C'est ainsi que dans l'excellent article que M. le Dr Jaubert a publié dans le *Lyon médical* sur l'héliothérapie, nous avons été surpris de ne point trouver mentionné le rapport que nous avons été chargé de présenter en 1904, au Congrès Français de climatothérapie et d'hygiène urbaine de Nice sur l'influence du Climat méditerranéen, sur la tuberculose et les tuberculeux.

Nous avions pourtant droit à une citation, à propos des travaux ayant été publiés sur l'héliothérapie, puisque à la page 650 du compte rendu officiel de ce Congrès, au sujet des résultats constatés dans l'hôpital Renée-Sabran, nous lisons les lignes suivantes : Dr Vidal. — « Nous avons, en « second lieu, obtenu un succès inespéré chez une petite « fille atteinte d'arthrite tuberculeuse des deux genoux. « L'exposition aux rayons solaires des parties malades, nues, « mais badigeonnées avec la teinture d'iode, a duré près de « deux mois ; nous nous proposons de renouveler cette « expérience et de voir le parti que l'on pourrait tirer de ce « traitement qui a l'avantage d'être à la portée de tout le « monde. »

A propos de ce malade, nous devons attirer tout spécialement l'attention du Congrès sur ce fait, que ses genoux,

pendant qu'ils étaient exposés aux rayons solaires, recevaient en même temps des badigeonnages avec de la teinture d'iode. Il y aurait donc lieu, selon nous, à renouveler ces expériences pour savoir si cette addition au traitement des arthrites par l'héliothérapie n'accélèrerait pas leur guérison en facilitant la pénétration d'une certaine quantité d'iode à travers les téguments.

Il est par conséquent incontestable que nous avions employé l'héliothérapie bien avant 1904, puisque nous pouvions, à cette date, indiquer au Congrès les résultats favorables que nous en avions obtenu. Nous signalons tout particulièrement ces omissions à notre jeune et distingué confrère, pour qu'il puisse, à l'occasion, rectifier ses indications bibliographiques concernant les travaux de ses devanciers sur l'application directe de l'héliothérapie.

Voici, pour terminer cet exposé de nos titres, la copie de la note que nous avons déposée, le 6 octobre 1905, à Paris, sur le bureau de notre Section du Congrès International de la tuberculose :

« Le Dr Vidal, qui combat depuis plusieurs années le lupus « ulcéré au moyen de l'héliothérapie et qui a déjà signalé au « Congrès de Nice, en 1904, les guérisons obtenues par ce « traitement, présente au Congrès, avec photographies à « l'appui, quatre nouvelles observations de malades atteints « de différentes manifestations tuberculeuses qui ont été « guéris par l'exposition directe des parties malades aux « rayons du soleil. Fait digne de remarque, les huit malades « atteints de lupus qui ont été soignés à l'hôpital Renée-« Sabran, appartenaient tous au sexe masculin, bien que les « filles y soient constamment en nombre double de celui « des garçons. Faut-il conclure de ce fait que les filles « sont relativement épargnées par cette horrible maladie ? « Ou bien faut-il l'attribuer au hasard ? » (1).

* * *

Ce n'étaient point là du reste, nos débuts dans l'héliothérapie et bien longtemps auparavant nous avions exposé à

---

(1) Note. — L'action curative des rayons solaires doit être expliquée, selon nous, par les traces d'hélium et de radium qu'ils contiennent.
(Voir à la fin de ce rapport les photographies qui se rapportaient à ces observations et qui furent distribuées pendant cette séance du Congrès.)

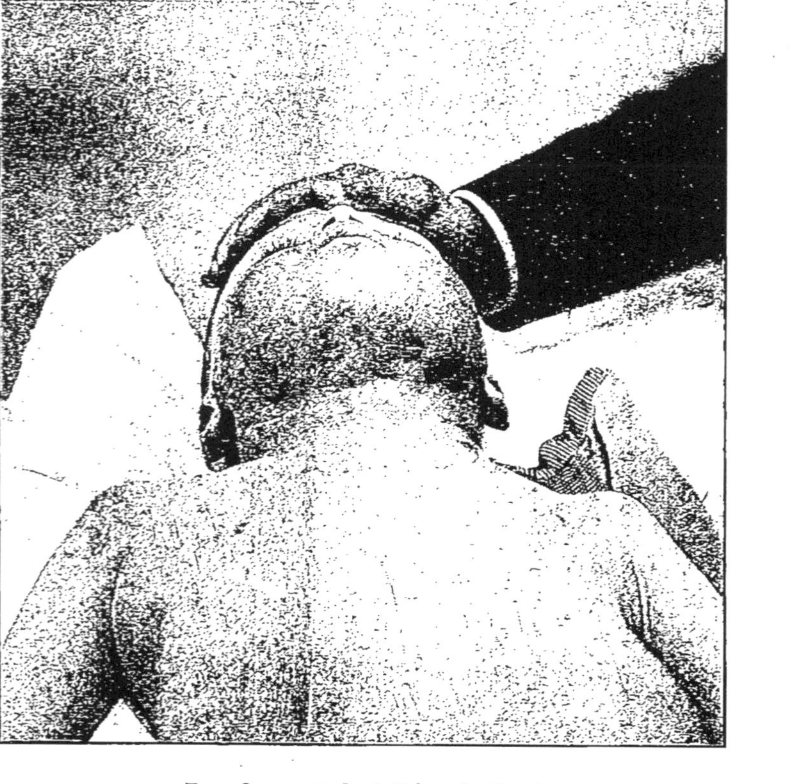

FIG. 3. — *Enfant C* (vu de face)

Ce jeune malade était porteur, depuis plusieurs années, de fort nombreuses plaies ulcérées, consécutives à des abcès ganglionnaires qui entouraient, comme d'un double collier, les régions, cervicale et faciale, avec irradiation jusque dans l'aisselle droite.

Cette photographie montre le malade vu de face et dans la position

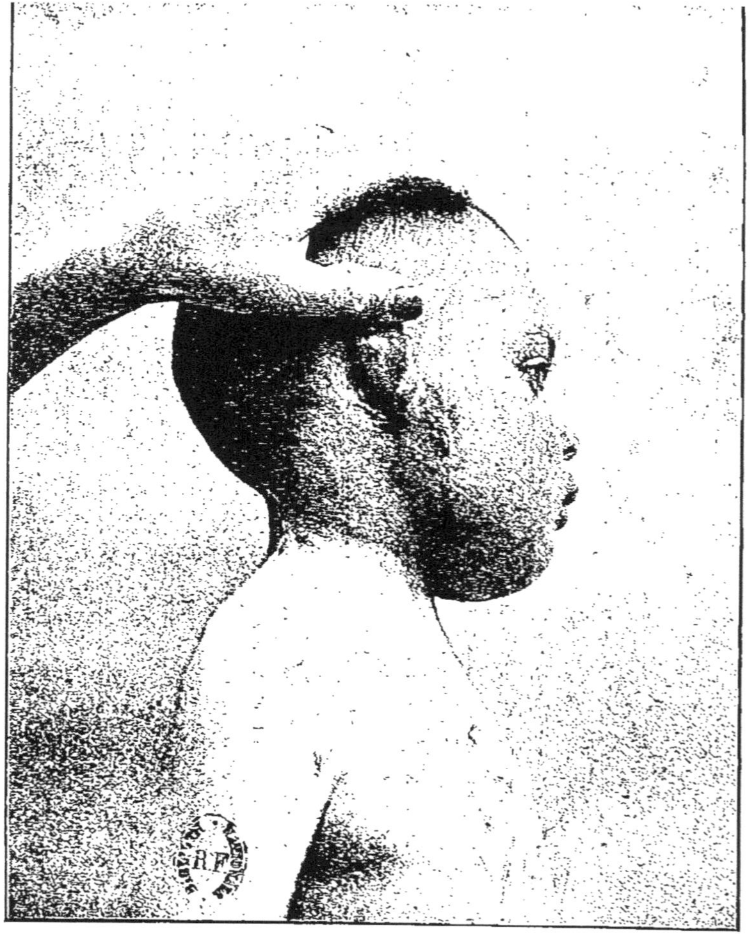

FIG. 4. — *Enfant C* (côté droit)

Photographie du même enfant vu du côté droit.

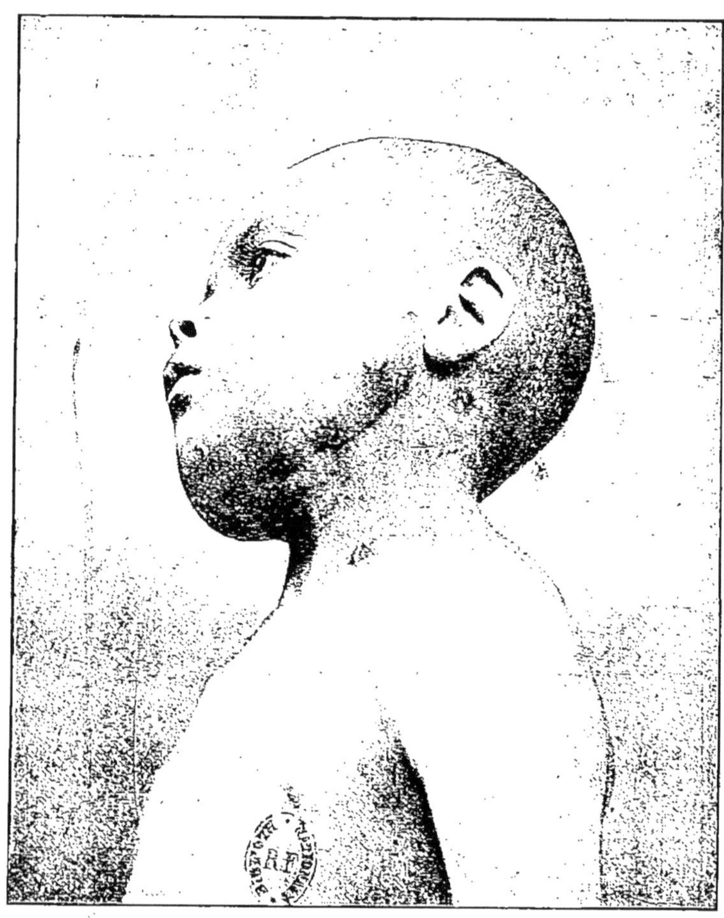

Fig. 5. — *Enfant C* (côté gauche)

Photographie du même enfant vu du côté gauche.

Ce malade dont la peau du cou, et les parties, antérieure, supérieure et droite de la poitrine étaient, comme on le voit, criblées d'ulcérations atoniques, put repartir complètement guéri, après un séjour de quelques mois à l'hôpital Renée-Sabran, et y avoir été soumis au traitement combiné des bains de soleil et des bains de mer.

Toutes ces guérisons se sont-elles maintenues ? Nous avons le droit de le supposer, parce qu'aucun de ces enfants n'a profité, à notre connaissance, du droit de retour que lui conférait un premier séjour dans l'établissement de Giens.

l'action directe des rayons solaires un pauvre enfant, le jeune M., qui nous avait été adressé par l'hospice de l'Antiquaille de Lyon, avec le diagnostic suivant : Ostéo-arthrite tuberculeuse du tarse. Quand en novembre 1891, ce malade arriva à l'hôpital Renée-Sabran, nous constatâmes qu'il était bien atteint de cette affection tributaire de la chirurgie, mais qu'il était en outre porteur de plaques largement ulcérées de lupus, sur le cou du pied gauche, snr la face dorsale de la main gauche et sur la joue du même coté.

Notre première impression ne fut pas, il faut en conv enir, très favorable. L'administration des hospices civils de la ville de Lyon venait à peine de créer, sur les rives de la Méditerranée, ce nouveau service hospitalier dont elle nous avait confié la direction médicale et nous trouvâmes que c'était beaucoup trop que de demander au climat de Giens et à la thalassothérapie, la guérison de cette grande misère physiologique ; il devait pourtant sortir victorieux de cette pénible épreuve et voici la note qu'en septembre 1897, c'est-à-dire cinq ans après, nous trouvons inscrite de notre main, sur sa feuille officielle de sortie conservée dans les archives de l'Hospice de la Charité de Lyon :

« Les manifestations tuberculeuses de la peau sont com-
« plétement guéries à la main gauche ; il en est de même au
« niveau de la malléole interne gauche. Il existe encore
« quelques bourgeons charnus en voie de cicatrisation sur
« la malléole externe gauche. Etat général excellent ; ce
« jeune malade serait sorti de Giens absolument guéri, si
« son âge avait permis de le garder encore quelques mois,
« mais tel qu'il est, il doit marcher sans encombre vers la
« guérison et ne *peut plus être la cause d'aucun danger*
« *pour ses voisins.* »

On nous objectera peut-être que dans l'observation du retour du jeune M..., pour Lyon, nous n'avons point spécifié que, pendant son séjour à Giens, il avait été guéri d'un lupus ulcéré, mais il faut remarquer que le diagnostic inscrit sur sa feuille d'envoi ne faisait pas mention de cette seconde maladie, que nous avons cependant indiqué, la guérison des manifestations tuberculeuses de la peau dont il était atteint, et surtout bien fait ressortir qu'il ne pouvait plus être dangereux pour ses voisins ; car, à tort ou à raison, nous pensions qu'un lupus ulcéré pouvait constituer un danger de contamination pour l'entourage des malades qui en étaient affligés. Nous trouvons du reste, mentionné dans une des notes mensuelles du dossier de M..., à l'hospice de la Charité de Lyon, en date de septembre 1895, *que son lupus était en bonne voie de guérison.*

Nous ne nous étions point trompé dans nos prévisions au sujet de la prochaine et complète guérison des manifestations tuberculeuses de la peau dont M... était atteint, car nous avons appris depuis, qu'il était entré comme employé dans un atelier de photographie et que la cicatrise de sa joue gauche s'était assez modifiée pour qu'il lui fut possible d'exercer cette profession dans une des grandes capitales du nord de l'Europe.

Nous allons donner quelques détails supplémentaires sur cette observation, non seulement parce que nous la jugeons intéressante au point de vue rétrospectif, mais surtout parce que cela nous permettra d'indiquer au Congrès à la suite de quelles circonstances fortuites nous fûmes amené à faire une première application de l'héliothérapie.

Ainsi que nous l'avons déjà dit, le jeune M..., demeura dans l'hôpital Renée-Sabran pendant cinq ans consécutifs. Le traitement qu'il y subit, dans le courant des premières années de séjour, ne différa pas sensiblement de celui qui guérissait les autres malades parmi lesquels il se trouvait. Comme à ses petits compagnons on lui fit prendre, aussi nombreux que possible, des bains de mer, soit à la plage, soit dans la piscine, on le *sala* le mieux que l'on put, suivant le conseil qui nous en avait été donné, à différentes reprises par l'illustre Ollier, dont les conseils avaient joué un rôle prépondérant dans l'organisation du fonctionnement de l'hôpital Renée-Sabran et qui pendant ses fréquents séjours dans les hôtels de Costebelle à Hyères, aimait à venir se promener avec nous à Giens, pour constater les merveilleux effets de la thalassothérapie sur les jeunes malades envoyés par l'hospice de la Charité. On abrasa donc les fongosités articulaires de M..., ainsi que ses plaies ulcéreuses, avec un couteau de Paquelin chauffé à blanc, on toucha fréquemment ces dernières, soit avec de la teinture d'iode, soit avec une solution concentrée d'acide chromique, on lui fit prendre des médicaments toniques ou dépuratifs à base d'iode, de mercure et d'arsenic, mais si, sous l'influence de l'eau de la mer, son état général était devenu graduellement meilleur, si les désordres articulaires se réparaient notablement, si les plaques de lupus étaient en excellente voie de guérison, sur la joue et sur la main, celle du cou de pied gauche restait presque stationnaire.

Cette différence bien tranchée dans la marche des manifestations locales d'une affection générale nous frappa et nous rappela ce que nous avions observé, bien des années auparavant, sur une pauvre femme à laquelle nous avions donné des soins, après plusieurs de nos confrères, et qui était atteinte d'un lupus de la face, ou du moins de la maladie, qu'avec BIETT et CAZENAVE, nous appelions un lupus, c'est-à-dire d'une maladie chronique de la peau, caractérisée par des exacerbations périodiques d'exfoliations épidermiques, ayant lieu sur la partie malade, par l'amincissement graduel de la peau devenue sur ce point, lisse, tendue, luisante, présentant des zones rougeâtres plus ou moins accentuées et offrant l'apparence d'une cicatrice qui se serait formée à la suite d'une brûlure superficielle.

Ce lupus était-il tuberculeux ? Nous ne saurions l'affirmer ; il serait en effet bien difficile de reconnaître dans cette fidèle description, un indice certain de la tuberculisation des téguments malades, mais cela pouvait bien être une manifestation secondaire de la tuberculose, puisque cette malheureuse que nous avions vainement essayé de guérir de son lupus, et qui prétendait l'avoir contracté pendant qu'elle était au service d'un hivernant atteint de cette maladie, mourut au bout de quelques années, après avoir passé par toutes les phases de la phtisie pulmonaire (1).

Quoiqu'il en soit, nous avions plusieurs années de suite remarqué, que pendant l'été, cette malade pouvait circuler dans les rues avec la face découverte, tandis qu'elle devait l'abriter sous des voiles épais pendant tout l'hiver et nous avions soupçonné, qu'en dehors de la question de la température, l'action de la lumière solaire pouvait bien être pour quelque chose dans l'atténuation estivale de cette hideuse infirmité.

Cette observation se trouvait du reste corroborée par la rareté relative du lupus sous notre climat presque constamment ensoleillé, ainsi que par l'absence des maladies de la peau chez les Indiens peaux rouges disséminés dans la Guyane Française, sur les bords des fleuves qui charrient vers l'Océan Atlantique, les eaux et les alluvions des versants N., N.-E. de la chaîne

---

(1) NOTE. — Cela n'est plus douteux aujourd'hui, car la nature tuberculeuse de ces lupus n'est plus contestée par personne.

des monts Paranis. Chez ces autochtones icthyophages, dont les vêtements sont, on le sait, aussi rudimentaires que possible, et parmi lesquels nous avons vécu pendant plusieurs années, nous n'avons, en effet, jamais remarqué la moindre maladie de la peau ; mais cette immunité cesse quand ils abandonnent leurs carbets, pour venir se fixer dans les centres d'habitation et ils y deviennent, comme les blancs et les noirs, tributaires de la lèpre.

Avons-nous été entraîné dans cette voie nouvelle parce que nous étions convaincu, ainsi que nous l'avions signalé, en 1888, dans notre brochure sur les climats d'Hyères, que la lumière solaire possédait des propriétés curatives méthoquement utilisables ? Nous ne saurions l'affirmer, mais cela pourrait être possible ; il n'est donc point étonnant que fatigué de tourner constamment dans le même cercle sans obtenir la complète guérison de notre malade, nous ayons eu l'idée d'essayer de laisser exposées, au grand air et au grand jour, ces plaies ulcéreuses qui persistaient sous les bandages appliqués sur le cou-de-pied du jeune M..., tandis que les autres étaient déjà cicatrisées depuis longtemps.

Cette première expérience se fit avec prudence dans le courant des derniers mois du séjour de M... à Giens et consista pendant les premières semaines, à ne plus panser ni chausser le pied du malade quand il sortait du bain de mer ; mais il devint bientôt évident que nous étions enfin entré dans le bon chemin ; les séances d'exposition devinrent alors graduellement plus longues et la guérison définitive n'était plus qu'une question de jours, quand le jeune M..., qui avait dépassé l'âge réglementaire du maintien pour les garçons à l'hôpital Renée-Sabran, fut rappelé à Lyon par ordre de l'Administration.

C'est ainsi que pendant les derniers mois de séjour de M.., à Giens, nous entrâmes dans l'application de l'héliothérapie au traitement des lupus ulcérés et que nous fûmes amené plus tard à soumettre à ce traitement plusieurs autres enfants qui nous furent envoyés par l'hospice de la Charité de Lyon, dont l'hôpital Renée-Sabran est une dépendance.

Les résultats que nous avons obtenus de l'action des rayons du soleil dans le traitement du psoriasis, bien que favorables en principe, ne nous ont point semblé avoir été aussi concluants que dans la lutte contre le lupus ; cela provint-il de ce que les surfaces atteintes ne furent pas complètement exposées aux radiations solaires, ou bien de ce que cette exposition ne fut point assez prolongée, nous ne pourrions le dire, aussi pensons-nous qu'il y aurait lieu d'appliquer ce traitement à des nouveaux cas de psoriasis et d'en recueillir méthodiquement les observations.

Mais là ne se sont point bornées, nous ne saurions trop le répéter, nos expériences au sujet de l'héliothérapie, il en est d'autres tout aussi importantes que nous avons faites, sans qu'elles nous aient été suggérées par qui que ce soit, pendant que nous étions chargé du service médical de l'hôpital Renée-Sabran et qui nous donnèrent les plus étonnants résultats, sur les plaies atoniques consécutives, chez les scrofuleux, à l'ouverture spontanée des abcès ganglionnaires du cou et surtout sur les arthrites n'ayant pas encore été opérées ou même sur celles dont les opérations n'avaient pas été suivies de guérison. Comme pour le traitement du lupus, les enfants qui en étaient atteints passaient une partie de la journée couchés en plein air, dans des petites voitures qui nous avaient été données par des Lyonnais charitables, et les parties malades restaient pendant tout ce temps exposées aux rayons du soleil dont l'action parfois trop intense était dans ce cas tamisée au travers de gazes légères.

Ces très commodes installations ont été adoptées, depuis 1910, dans les services chirurgicaux de l'hospice de de Charité de Lyon et l'on peut voir dans les galeries de cet établissement des enfants, couchés dans des lits à roulettes, qui suivent leur traitement par les rayons solaires, toutes les fois que le temps le permet, et qui, dans tous les cas, bénéficient d'une exposition quotidienne, de plusieurs heures, au grand air.

Ce sont les résultats favorables de ces expériences sur l'une de ces arthrites non opérées, que nous avons indiqués en *1904*, dans notre rapport au premier Congrès français de climatothérapie et d'hygiène urbaine de Nice et dont nous avons reproduit le texte plus haut.

Quant à l'application de l'héliothérapie, dans l'hôpital Renée-Sabran, aux arthrites ayant été infructueusement opérées, son succès est devenu notoire pour tout le personnel de l'hospice de la Charité de Lyon, à la suite de la guérison confirmée de l'une de ses plus méritantes hospitalières, la sœur Ch..., qui avait été opérée plusieurs fois dans cet établissement, et dont les arthrites des genoux avaient constamment récidivé. Cette sœur, attirée par les guérisons que nous avions précédemment obtenues à Giens par ce procédé encore nouveau, y fut envoyée en convalescence, par les chefs de service de la Charité ; elle s'y soumit, pendant plusieurs mois, à un traitement méthodique pour les rayons solaires et parvint à reconquérir assez complètement la liberté de tous les mouvements de ses membres inférieurs, pour qu'elle put rester à genoux pendant les exercices religieux, ce dont elle était privée, disait-elle, depuis plusieurs années. Nous sommes heureux d'ajouter qu'à la suite de cette cure, la guérison des genoux de la sœur Ch.... se maintînt aussi complète que possible.

Voilà qu'elles ont été nos expériences sur l'héliothérapie et quels sont les succès que nous en avons obtenus à l'hôpital Renée-Sabran, sur les malades atteints de lupus, de plaies atoniques consécutives aux abcès ganglionnaires et d'arthrites déjà opérées, ou n'ayant point encore subi des interventions chirurgicales ; ainsi que, mais beaucoup plus tard, sur quelques cas de péritonite chronique.

*
* *

On s'est demandé pourquoi l'héliothérapie, qu'il est si facile d'installer, en toutes saisons et en tous lieux, pourvu que l'on jouisse d'un climat ensoleillé, n'est point encore employée dans tous les établissements d'assistance publique partout où le climat permet d'en faire bénéficier les malades qui en sont tributaires ? Les indigents ne s'y trouveraient certainement pas dans des conditions aussi favorables que dans des fondations spéciales, mais il nous semble que l'on pourrait les y traiter, avec beaucoup plus de chances de succès, au début de leurs maladies et même les guérir sur place assez rapidement pour les mettre à l'abri des conséquences générales des affections dont ils sont atteints.

Dans cet ordre d'idées, il faudrait vulgariser l'emploi de l'héliothérapie dans tous les pays où l'on peut compter sur la régularité et sur l'intensité de la luminosité ; il faudrait surtout que les services de clinique des grands hôpitaux cherchent à se rendre un compte encore plus exact de ce que l'on pourrait obtenir, soit de l'action directe et générale des rayons du spectre solaire réunis en faisceau, soit de ses différents rayons diversement associés, ou bien employés isolément, pour lutter contre les mêmes maladies. Il devrait en être de même pour la lumière électrique, cette force encore si peu connue, dans laquelle on est pourtant

déjà parvenu à découvrir certains rayons qui n'ont pas les mêmes qualités, rayons ultra-violets, rayons X, etc..., et dont on n'a pas encore assez étudié l'action sur les organismes vivants.

Et aussi, pour compléter ce postulatum, ne devrait-on pas rechercher s'il serait possible d'utiliser pour combattre certaines maladies des centres cérébraux, les singulières transformations que subissent les couleurs sous l'influence de la lumière électrique, quand cette lumière traverse des gaz rares qui font partie de l'atmosphère terrestre, et les vapeurs de différents corps, contenus et absolument isolés dans des tubes incolores, ainsi que l'ont si bien démontré les expériences de M. D'ARSONVAL et de M. GEORGES CLAUDE, son collaborateur. Ne sommes-nous pas en effet vivement impressionnés quand nous voyons des fleurs nous sembler devenir subitement toutes noires si on nous les montre éclairées par la lumière électrique qui traverse un tube contenant des vapeurs mercurielles et reprendre leur admirables couleurs aussitôt que notre rétine est actionnée par cette même lumière traversant un autre tube rempli de néon !!!

Nous ne pouvons enfin oublier dans cette nomenclature, déjà si suggestive de nos desiderata, le grand parti que l'on pourra retirer d'une utilisation plus générale et mieux étudiée des mystérieuses ondulations émanées du radium et des autres corps de cette catégorie.

Le développement de tous ces moyens, que nous venons d'énumérer, venant s'adjoindre aux expériences antérieures sur l'action des ondulations lumineuses, constituera peu à peu la science de la photothérapie, dont l'application profitera largement à la médecine, ainsi qu'à l'hygiène, en leur permettant de mieux utiliser le dynamisme latent contenu dans les diverses sources de lumière dont nous pouvons disposer, et c'est à l'héliothérapie que reviendra, en grande partie, l'honneur d'avoir consolidé les bases de cette science encore incertaine.

Cette question est, on le voit, fort complexe et nous devons laisser à d'autres, plus habiles que nous, le soin de l'élucider, nous devons donc nous contenter de constater que, grâce à l'enseignement de PONCET et D'ARLOING, de si regrettables mémoires, grâce aussi à celui des professeurs COURMONT, BROCA, VIGNARD et LERICHE, l'héliothérapie a fait enfin son entrée dans les habitudes médicales ; nous en trouvons la preuve éclatante dans ce Congrès qui réunit en ce moment à Hyères, à Cannes, à Nice, et dans les autres Stations de la côte d'Azur, un aussi grand nombre de praticiens, dont les uns l'ont déjà expérimentée et dont les autres ont été convaincus de son efficacité par les travaux de leurs devanciers.

Nous avons, pour notre part, cherché à mettre nos collègues au courant de nos tâtonnements, qui étaient bien excusables en pareille occurrence, puisque nous n'étions guidé par aucun précédent ; nous leur avons aussi donné dans le cours de ce rapport, la preuve des efforts que nous avons faits depuis si longtemps pour indiquer au public médical combien il était facile de lutter au moyen de l'héliothérapie contre certaines localisations de la tuberculose.

On peut, nous l'avons déjà dit, faire ce traitement dans bien des localités, mais encore faut-il que leurs climats réunissent certaines conditions indispensables à sa réussite.

Nous connaissons les importants travaux qui ont été publiés, soit en Allemagne, soit en Suisse, sur l'héliothérapie ; nous connaissons aussi les installations qui ont été édifiées dans ces pays pour la mettre en pratique et nous admettons que l'on ait pu en retirer de réels avantages ; nous pensons néanmoins que si l'on veut en obtenir tout ce qu'il peut donner, il est préférable de l'entourer des meilleures conditions de réussite et de tenir, par conséquent, un très grand compte des contingences parmi lesquelles un climat tonique et chaud, comme celui de la Côte d'azur, a l'avantage d'exercer son action sur tous les organes et parculièrement sur la peau.

Nous croyons donc avoir le droit d'affirmer que les malades exposés aux rayons solaires, en plein air et sur les bords de la mer, se trouveront, *ipso facto*, dans de meilleures conditions pour leur guérison que ceux qui devront subir ce traitement dans l'intérieur des serres les plus perfectionnées.

Le Congrès en trouvera la preuve dans les remarquables résultats qu'en obtiennent actuellement plusieurs de nos confrères de la côte d'Azur et notamment M. le Dr JAUBERT, dans l'hôpital Renée-Sabran, ainsi que dans les établissements de la Plage d'Hyères et de Saint-Salvadour, situés dans le territoire d'Hyères.

Nous devons ajouter, en terminant, que notre excellent confrère, M. le Dr RÉVILLET de Cannes, ainsi que M. le Dr

Malgat, de Nice, ont fait depuis longtemps et comme nous, avec succès, de l'héliothérapie, que des jeunes Suisses ont été soumis à ce traitement dans l'établissement Dollfus, à Cannes ; nous sommes heureux de le rappeler ici ; nous croyons néanmoins que si d'autres, en France, en Italie, en Suisse et en Allemagne, avant nous, ou en même temps que nous ont eu l'idée d'utiliser les rayons solaires pour combattre certaines manifestations de la tuberculose dans l'espèce humaine, que si, grâce à Poncet, l'héliothérapie occupe aujourd'hui la place qui lui revient dans la clinique chirurgicale, on doit, jusqu'à preuve du contraire, considérer comme très probable, que ce fut à Hyères, dans l'hôpital Renée-Sabran et sur notre propre initiative, qu'elle a retrouvé de nos jours son berceau.

Issoudun. — Imp. H. Gaignault, 15, rue Victor-Hugo.

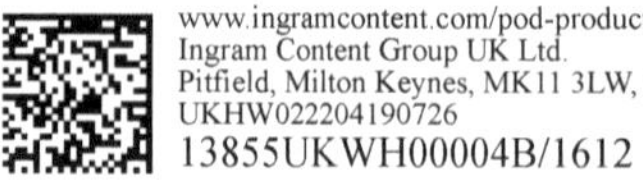

www.ingramcontent.com/pod-product-compliance
Ingram Content Group UK Ltd.
Pitfield, Milton Keynes, MK11 3LW, UK
UKHW022204190726
13855UKWH00004B/1612

9 782013 417907